AF198591

Alle Ratschläge in diesem Buch wurden sorgfältig erwogen und geprüft. Eine Garantie kann dennoch nicht übernommen werden. Eine Haftung für jegliche Personen-, Sach- und Vermögensschäden ist daher ausgeschlossen. Die Benutzung dieses Buches und die Umsetzung der darin enthaltenen Informationen erfolgt ausdrücklich auf eigenes Risiko.

Basenfasten – leicht & schnell

Schritt für Schritt den Säure-Basen-Haushalt ausgleichen, gesund entsäuern und lebendiger fühlen

inkl. einfachen und schnellen basischen Rezepten, zum dauerhaften Abnehmen und natürlichen Regenerieren

Marianne Bauersfeld

🌶 INHALT

Kreative Frühstücksideen 76

Quellenverzeichnis 91

Das erwartet Sie in diesem Buch

Wir alle kennen dieses Gefühl: Wir stehen morgens müde und erschöpft auf, noch schlaftrunken von letzter Nacht, und sind nicht wir selbst, bevor der Weg zur Kaffeemaschine nicht vollzogen wurde und wir unser koffeinhaltiges, morgendliches Elixier in der Hand halten. Zum Frühstück gibt es dann schnell einen Toast mit Marmelade, für mehr ist auch keine Zeit, denn die Arbeit ruft und wir wollen pünktlich sein.

Während wir die Zeit auf der Arbeit absitzen, in unseren Aufzeichnungen wühlen und mit dem besten Willen versuchen, es unserem Chef recht zu machen, wandern ganz nebenbei kleine Leckereien in unseren Mund. Das muss ja sein, nur so kommen wir vom Stresslevel herunter und der Zucker liefert die nötige Energie, um den restlichen Tag zu überstehen. Mittags holen wir uns schnell einen Döner um die Ecke. Danach sind wir zwar satt, werden aber träge und das Konzentrieren fällt uns immer schwerer. Wenn wir dann nachmittags nach Hause kommen, bleibt nur der Weg auf die Couch, um sich Entspannung zu holen. Für mehr fehlt uns die Energie. Richtig gut geht es uns nicht, aber wir klagen nicht, solange es abends schnell eine Pizza gibt und unser Serienmarathon getrost weiterlaufen kann. Eine Veränderung in unseren Alltag erfolgreich zu integrieren, fällt vielen sehr schwer, vor allem, wenn es um unsere Ernährung geht. Oft fehlen uns nur die Inspiration und kreative Rezeptideen, um uns ausgewogener und gesünder zu ernähren. Da viele Menschen heutzutage auch nicht viel Zeit haben, gewinnen kurzzeitige Diäten oder Fastenkuren mehr und mehr an Beliebtheit. Viele solcher Kuren fallen sehr schwer, da die strengen Regeln sehr einschränkend sind und nicht jeder eine Fastenkur durchhalten kann, ohne etwas zu essen. Für Menschen, die Ihrem Körper etwas Gutes tun wollen und dies in schneller Zeit tun möchten, ohne zu hungern oder komplett auf Essen zu verzichten, ist eine basische Ernährung eine wundervolle Alternative, die in diesem Buch ausführlich behandelt werden soll.

Basenfasten ist eine vereinfachte Form des Heilfastens und bietet Ihnen neben dem oftmals stressigen Alltag eine Form der Entschlackung und Entspannung, um Ihre Balance wiederzufinden.

In diesem Ratgeber erfahren Sie, welches Prinzip hinter dieser Kur steckt und worauf diese Form des Fastens abzielt. Ebenfalls wird das Thema aus medizinischer Sicht betrachtet und Sie bekommen einen Einblick in die Stoffwechselvorgänge, die sich in dieser Zeit in Ihrem Körper abspielen. Aber nicht nur theoretisch werden Sie in diesem Thema geschult: Durch einfache Basics und einen How-to-Plan bekommen Sie die Möglichkeit, diese Entschlackung selbst auszuprobieren: Mit verschiedenen Rezepten kommt keine Langeweile auf und Sie können neue kulinarische Welten erkunden. Ein möglicher Tagesablauf wird Ihnen vorgestellt, sodass der Einstieg niemandem schwerfallen muss!

Fühlen Sie sich fitter und ausgeglichener und tun Sie sich und Ihrem Körper etwas Gutes – mit dem Basenfasten nach Wacker!

dass der Einstieg niemandem schwerfallen muss!

Fühlen Sie sich fitter und ausgeglichener und tun Sie sich und Ihrem Körper etwas Gutes – mit dem Basenfasten nach Wacker!

eine Fastenkur durchhalten kann, ohne etwas zu essen. Für Menschen, die Ihrem Körper etwas Gutes tun wollen und dies in schneller Zeit tun möchten, ohne zu hungern oder komplett auf Essen zu verzichten, ist eine basische Ernährung eine wundervolle Alternative, die in diesem Buch ausführlich behandelt werden soll.

Basenfasten ist eine vereinfachte Form des Heilfastens und bietet Ihnen neben dem oftmals stressigen Alltag eine Form der Entschlackung und Entspannung, um Ihre Balance wiederzufinden.

In diesem Ratgeber erfahren Sie, welches Prinzip hinter dieser Kur steckt und worauf diese Form des Fastens abzielt. Ebenfalls wird das Thema aus medizinischer Sicht betrachtet und Sie bekommen einen Einblick in die Stoffwechselvorgänge, die sich in dieser Zeit in Ihrem Körper abspielen. Aber nicht nur theoretisch werden Sie in diesem Thema geschult: Durch einfache Basics und einen How-to-Plan bekommen Sie die Möglichkeit, diese Entschlackung selbst auszuprobieren: Mit verschiedenen Rezepten kommt keine Langeweile auf und Sie können neue kulinarische Welten erkunden. Ein möglicher Tagesablauf wird Ihnen vorgestellt, so-

langweilig werden könnte, ganz im Gegenteil!

Tatsächlich hat man während dieser Zeit innerhalb seiner Lebensmittelauswahl einen großen Spielraum: So können Sie verschiedene knackige Salate, leckere Obstschüsseln, aber auch ein paar Nüsse zwischendurch bedenkenlos genießen.

Diese Kur verspricht nicht nur, gegen Müdigkeit und Leistungsschwäche vorzugehen, sondern auch, ein gutes Mittel gegen häufige Kopfschmerzen, Hautprobleme und anhaltendes Übergewicht zu sein.

Doch wie genau funktioniert das jetzt?

Im Grunde ist es ganz einfach: Wenn Sie sich entschließen, das Basenfasten nach Wacker auszutesten, ist es ratsam, dies in Ihrer freien Zeit zu tun.

Sie müssen sich natürlich nicht zwingend Urlaub nehmen, aber um optimale Ergebnisse zu erzielen und die Entschlackung des Körpers zu beschleunigen, ist Stress an dieser Stelle nicht angebracht. Der optimale Zeitpunkt zur Anwendung ist also eine beruflich entspannte Woche, freie Tage oder auch das Wochenende!

Denn Basenfasten muss nicht mehrere Wochen lang angewendet werden, um positive Ergebnisse für Körper und Geist zu liefern – schon ein Wochenende pro Monat reicht für eine kleine Revitalisierung durchaus aus.

Neben dem Verzehr ausgewählter Lebensmittel empfiehlt Wacker auch eine umfassende sportliche Betätigung. Aber keine Angst, Sie müssen nicht jeden Tag ins Fitnessstudio rennen und Gewichte heben! Vielmehr geht es um ruhige Minuten an der frischen Luft und ausgedehnte Spaziergänge, die den Kreislauf ankurbeln sollen. Auch Meditationen und leichtes Yoga sollen Ihnen während dieser Zeit einen klaren Kopf verschaffen. Ebenfalls sollen weitere basische Anwendungen, wie Basenbäder oder Leberwickel, Ihre Kur unterstützen – diese sind auch einfach in ihrer Anwendung. Durch Trockenbürstenmassagen können Sie während der Kur gleichzeitig ihre Durchblutung fördern und das Bindegewebe verbessern. Denn auch dort werden Säuren aus der Nahrung gespeichert, die für ein schlechteres Bindegewebe sorgen sollen. Durch gezielte Bewegung und gesunde basische Ernährung können Sie dagegen vorgehen.

Ein weiteres Ziel ist es ebenfalls, während dieser Zeit seinen Flüssigkeitshaushalt aufzufüllen und

2 bis 3 Liter täglich zu konsumieren. Der Körper kann somit besser gereinigt werden, Stoffwechselvorgänge werden beschleunigt und wertvolle Elektrolyte aus dem Wasser werden aufgenommen. Die Haut profitiert von einem pralleren und jüngeren Aussehen.

Basenfasten nach Wacker stellt eine ganzheitliche Entspannung für Körper und Geist dar und bietet für alle Altersgruppen eine geeignete Form der Entschlackung, sofern man nicht an starken chronischen Erkrankungen oder an einer Essstörung leidet. Durch die Möglichkeit, weiterhin einen normalen Essensplan zu verfolgen und nicht hungern zu müssen, ist eine Absprache mit Ihrem Arzt nicht notwendig.

Da man während dieser Zeit sehr wahrscheinlich in ein Kaloriendefizit rutscht und aktiv Gewicht verlieren wird, sollten schwangere und stillende Frauen auf eine Anwendung verzichten.

Was in unserem Körper passiert

Soweit klingt das ja alles ganz gut, denn wer möchte sich denn nicht fitter und wohler fühlen und die weiteren positiven Aspekte neben einer besseren und auch strafferen Haut, beispielsweise weniger Kopfschmerzen und die optimale Vorbeugung gegen Bluthochdruck, entdecken? Basenfasten nach Wacker klingt gesundheitlich betrachtet sehr vielversprechend, aber steckt da auch was dahinter?

Wir wollen uns nun die Frage stellen, was denn genau in unserem Körper während dieser Zeit passiert und ob diese Methode auch einen medizinischen Hintergrund birgt.

Wir Menschen haben in unserem Blut einen bestimmten pH-Wert. Wer sich noch an den Chemieunterricht erinnert, weiß, dass es einen sauren (0-6) und einen basischen (8-14) Bereich gibt.

Unser Blut besitzt dauerhaft einen pH-Wert von 7,36-7,44. Damit befinden wir uns in einem neutralen, fast leicht basischen Bereich. Hier kann unser Stoffwechsel optimal aufrechterhalten werden.

Es ist wissenschaftlich bewiesen, dass bestimmte Nahrungsmittel sauer oder basisch sein können. Das bedeutet nicht, dass Sie von nun an auf Zitronen verzichten müssen, nur weil diese sauer schmecken. Vielmehr geht es darum, wie einzelne Lebensmittel in unserem Körper abgebaut werden, um verwertet werden zu können.

Hierbei bilden vor allem tierische und pflanzliche Proteine im Magen Säuren, was mit der chemischen Struktur von Aminosäuren einhergeht. Dies ist vollkommen natürlich und auch bei einer ausgewogenen Ernährung nicht schädlich. Da wir aber in der heutigen Zeit oftmals Fertigprodukte und eine sehr kohlenhydratreiche Ernährung bevorzugen, können vermehrt Verdauungsprobleme entstehen.

Aber seien wir doch einmal ehrlich: Neben Job, Kindern und Routine bleibt meist nur wenig Zeit und wir greifen schneller zur zeitsparenden Alternative.

Dennoch ist es hier wichtig, zwischen guten und schlechten Säurebildnern zu unterscheiden. Vollkornprodukte wie Brot, Haferflocken oder andere Getreidesorten bilden zwar im Magen Säuren, dennoch sind Sie für uns mit ihren Vitaminen und Mineralstoffen essentiell. Ihre positiven Auswirkungen auf unseren Körper sind viel bedeutungsvoller als die Tatsache, dass sie unter anderem auch sauer in unserem Körper abgebaut werden.

Lebensmittel, die sauer verstoffwechselt werden, sind somit nicht zwingend ungesund. Hier trifft, wie so oft in der Ernährung, eine alte Regel zu: „In Maßen, nicht in Massen".

Während des Basenfastens können Sie selbst entscheiden, ob Sie auf diese guten Säurebildner verzichten oder diese in Ihren Ernährungsplan mit einbeziehen. Wenn Sie zweiteres favorisieren, sollten Sie dennoch bedenken, dass hier eine Verteilung von 80:20 optimal wäre. Das heißt, Sie konsumieren während dieser Zeit zu 80 % basische Lebensmittel und zu 20 % gute Säurebildner, wozu Haferflocken, Quinoa, Amaranth, Hülsenfrüchte und Nüsse zählen. Natürlich können Sie sich auch vollkommen basisch ernähren, beide Arten des Fastens wirken sich positiv auf unseren Stoffwechsel aus.

Obwohl wir aber fast täglich säurehaltige Lebensmittel verzehren, bleibt unser pH-Wert im Blut konstant. Doch wie macht unser Körper das denn nun?

Der Mensch besitzt zur Regulierung sogenannte Puffersysteme. Diese sorgen dafür, dass Säuren und Basen neutralisiert werden und unser pH-Wert nicht schwankt. Haben Sie schon einmal eine Luftmatratze aufgeblasen? Wenn ja, ist Ihnen bestimmt kurzzeitig etwas schwindelig geworden, was sich nach dem erneuten Einatmen aber wieder gelegt hat. Dies ist nichts anderes als unser pH-Wert im Blut, denn durch das permanente Aufblasen der Matratze verlieren wir CO_2 und dies ist eine Säure. Unser Blut wird kurzzeitig basischer und reguliert sich erst nach dem Einatmen, wenn neuer Sauerstoff in die Lungen strömt. Wenn unser Blut also zu basisch wird, kann dies genauso schädlich sein, wie eine saure Schwankung. Aber keine Angst, die Möglichkeit, zu viele basische Lebensmittel zu sich zu nehmen, um dem Körper zu schaden, ist fast unmöglich.

Eines der Puffersysteme wird somit über unsere Atmung, also über die Lunge, reguliert. Weitere gehen über den Darm oder aber auch über die Nieren. Deswegen konnte auch ein veränderter pH-Wert des Urins nach Verzehr verschiedener Lebensmittel bestimmt werden. Die wahrscheinliche Belastung unseres Körpers durch verschiedene Lebensmittel konnte dadurch berechnet werden, was uns heutzutage Klarheit über basisch wirkende Lebensmittel gibt. Thomas Remer und Dr. Friedrich Manz berechneten, wie hoch die Anzahl der ausgeschiedenen Säuren über die Nieren war. Somit konnten sie 1995 eine Tabelle erstellen, in der die sogenannten PRAL-Werte (Potential Renal Acid Load), welche die potentielle Säurelast der Niere darstellen, aufgeführt sind. Die Niere spielt also auch eine entscheidende Rolle und ist ein weiterer Mechanismus unseres Körpers, um den pH-Wert konstant zu halten. Sie sorgt für eine vermehrte Säureausscheidung über den Urin und kann dadurch unseren Körper, speziell das Blut, entlasten. Der Mensch ist also sehr wohl in der Lage, seinen Säure-Basen-Haushalt selbst zu regulieren.

Ebenfalls bildet die Leber ein wichtiges Zentrum innerhalb unseres Stoffwechsels. Diese gilt nämlich als zentrales Entgiftungsorgan und bildet mit fast 2 kg das größte einzelne Organ unseres Körpers. Sie ist für uns lebensnotwendig und befreit unser Blut von Schadstoffen und Abbauprodukten.

Ebenfalls ist sie auch an unserem Zucker- und Eiweißstoffwechsel beteiligt und verarbeitet unser aufgenommenes Cholesterin. Wenn eine überlastete Leber es nicht mehr schafft, alle Schadstoffe zu bereinigen, werden diese in unserem Blut abgelagert und eine Basis für sich entwickelnde Krankheiten ist geschaffen. Nichtsdestotrotz ist eine basische Kur für den Körper angebracht, denn hauptsächlich soll hierbei verhindert werden, dass der Abtransport der Säuren in unserem Körper von Basen übernommen wird. Wenn das Blut die Neutralisierung der Säuren nicht mehr allein regulieren kann, werden körperliche Basen hinzugezogen, um eine Neutralisierung hervorzurufen. Diese Basen sind meist Mineralien, welche bei einem Mineralstoffmangel aus unseren Muskeln, Knochen und Zähnen gezogen werden. Dort fehlen uns dann wichtige Mineralien wie Calcium, Kalium, Natrium, Magnesium und Eisen. Ein erhöhtes Risiko, an Krankheiten wie Osteoporose oder Gliederschmerzen durch Übersäuerung zu erkranken, konnte bis jetzt aber in einer Meta-Analyse von 2011 noch nicht bewiesen werden.

Allerdings ist es erwiesen, dass bei erhöhtem Konsum säurehaltiger Lebensmittel unser Körper vermehrt das Stresshormon Cortisol ausschüttet. Cortisol ist ein für uns sehr wichtiges Hormon und wird, wie Adrenalin, bei vermehrtem Stress ausgeschüttet. Es aktiviert unseren Stoffwechsel und stellt Energie für unseren Körper bereit. Gleichzeitig wirkt es aber auch immunsuppressiv, das bedeutet, dass unser Immunsystem unterdrückt wird. Wenn über längere Zeit Cortisol ausgeschüttet wird, erschöpft dies einzelne Organe und das Hormon kann dann nicht mehr in wichtigen Situationen bereitgestellt werden. Ein langfristig erhöhter Cortisolspiegel kann Bluthochdruck, Stammesfettsucht, Bindegewebsschwäche, Ödeme und Osteoporose wie auch Muskelverkümmerung bewirken. Die Idee, sich basischer im Alltag zu ernähren, kann somit auch aus medizinischer und ernährungswissenschaftlicher Sicht gestützt werden und bildet eine präventive Maßnahme, um Ihre Gesundheit zu erhalten.

Sie sollten jetzt allerdings nicht alles verteufeln, was sauer ist oder einen sauren pH-Wert besitzt. So befindet sich nämlich der pH-Wert unserer Haut im leicht sauren Bereich, um eine erste Blockade gegen Krankheitserreger zu bilden und unser Immunsystem zu unterstützen. Auch unsere Magensäure ist wichtig für die Abtötung von Bakterien und mit ihrem pH-Wert von gerade einmal 1,4 lebensnotwendig. Es ist bis heute nicht belegt, dass basische Ernährung in irgendeiner Form gesundheitsgefährdend ist, währenddessen eine Ernährung mit einem Großteil saurer Lebensmittel im Verdacht steht, Krankheiten zu fördern.

So sollte in der heutigen Zeit auf ein geringes Maß an Fertigprodukten, künstlich hergestellten Zuckern und mehrfach verarbeiteten Lebensmitteln geachtet werden. Eine hohe Menge an Obst, Gemüse und vollwertigen Kornprodukten ist eine ideale Nahrungsgrundlage, um sich langanhaltend gesund zu halten.

Gute Gründe, um basischer zu leben

In den letzten Jahren hat sich unsere grundlegende Ernährung sehr gewandelt, und das nicht positiv. Durch allgemeinen Zeitmangel und Stress im Job greifen immer mehr Menschen auf Fertiggerichte und Kühlprodukte zurück, die mit ihren zugefügten Aromen, Geschmacksverstärkern sowie mit ihren zahlreichen Fetten und Zuckern überaus ungesund sind.

Laut einer Studie der Bundesvereinigung der deutschen Lebensmittelindustrie kochen nur noch 32 % der deutschen Bevölkerung selbst, da es vielen zu stressig und zeitaufwendig ist. Eine Mehrheit geht oft auswärts essen oder greift auf Kühlprodukte zurück. Oft wird das Schnitzel dem Salat vorgezogen und bei Müdigkeit macht man sich eher einen Kaffee, als sich eine kurze Auszeit zu nehmen. Denn Koffein wirkt nicht anders als ein Nervengift und kann in zu hoher Menge sogar tödlich sein. Um die letale Dosis zu erreichen, müsste man zwar 100 Tassen Kaffee trinken, dennoch merkt man daran, dass Koffein entgegen der scheinbar positiven Eigenschaften durchaus ungesund ist. Koffein regt die Herztätigkeit an, treibt unseren Blutdruck nach oben und unsere Blutgefäße im Nervensystem verengen sich, was sich als verringerte Müdigkeit auswirkt.

Da Koffein an Nervenrezeptoren bindet, kann es bei erhöhtem Konsum zu einem Suchtpotential führen, wobei sich Entzugserscheinungen durch Kopfschmerzen, Müdigkeit, Zittern oder Nervosität bemerkbar machen. Dennoch wird Koffein von vielen als Stimulans und Genussmittel konsumiert, was in Maßen auch nicht gesundheitsschädlich sein soll.

Viele unserer Essgewohnheiten sind nicht gerade

förderlich, um gesund zu bleiben, und sorgen für eine höhere Wahrscheinlichkeit, an verschiedenen Erkrankungen zu leiden. Unser Lebensstil tendiert stark ins Ungesunde. Ein Mineral- oder Vitaminstoffmangel ist in der heutigen Zeit keine Seltenheit und wird erst bemerkt, wenn sich einzelne Symptome bereits bemerkbar machen. Denn nach der Schokolade oder dem leckeren Eis fühlen wir uns oftmals ziemlich glücklich und nicht ungesund. Aber woher kommt es eigentlich, dass uns gerade ungesunde Leckereien „glücklich machen" und wir so schwer auf diese verzichten können?

Die Redewendung „Essen macht glücklich" ist jedem bekannt. Schokolade, Chips, Eis, aber auch deftiges Essen wie Steak oder einfach nur das Lieblingsgericht steigern angeblich das Wohlbefinden vieler Menschen. Zahlreiche Theorien kursieren dazu: Botenstoffe (Hormone), die unser Wohlbefinden steigern, sollen für eine angenehme Wirkung nach dem Verzehr diverser Lebensmittel sorgen. Thomas Ellrott (Ernährungsmediziner und Leiter der Ernährungspsychologischen Forschungsstelle Göttingen) spricht dagegen:

„...das Serotonin im Essen kommt gar nicht dahin,

wo es glücklich machende Wirkung haben könnte, nämlich ins Gehirn. Und darum ist es ein Trugschluss, zu glauben, dass man Serotonin essen kann und glücklich wird."[1]. Da in vielen Lebensmitteln nur geringe Anteile an Serotonin enthalten sind, hat dieses keinerlei Einfluss auf unser Wohlbefinden. Zudem besitzt unser Gehirn eine Schutzschicht, die Blut-Hirn-Schranke, die nur bestimmte Moleküle passieren lässt. Somit können nur Hormone, also auch Serotonin, die selbst im Gehirn gebildet werden, eine Wirkung erzielen.

Ist somit das angenehme Gefühl nach dem Verzehr von Schokolade nur Einbildung? Wissenschaftler behaupten, dass oftmals der Geschmack eines Lebensmittels an eine positive Situation geknüpft ist und bei erneutem Verzehr an diese erinnert wird. Viele Menschen bekamen früher nur Schokolade und Süßigkeiten im Kindesalter als Belohnung. Somit gewinnt es für viele an positiver Bedeutung und wir verknüpfen diese Erinnerung mit dem Geschmack, auch unbewusst. Es kommt nämlich beim Verzehr zur Dopaminausschüttung innerhalb unse-

---

[1]Dr. Thomas Ellrott in Das Erste „Essen macht glücklich-
aber anders als man denkt" 31.10.2014

res Belohnungszentrums im Gehirn. Aber auch die Häufigkeit des Verzehrs solcher Lebensmittel soll entscheidend sein: Werden diese seltener und nur in besonderen Momenten oder Situationen gegessen, wird die „Glückswirkung" erhöht.

Dennoch essen viele Menschen nicht nur gerne Schokolade oder Gummibärchen, sondern auch andere Kohlenhydrate und hochkalorische Gerichte beruhigen viele Menschen. Der Grund, weshalb viele von uns bei Appetit oder Hunger zu süßen, fettigen oder deftigen Speisen greifen, liegt aber auch hauptsächlich an der Evolution. Die Nahrungsaufnahme war, als Ackerbau und Viehzucht noch nicht herrschten, unklar und musste an die bestehenden Verhältnisse angepasst werden. So gab es damals sehr kalorienreiche, aber auch kalorienarme Mahlzeiten und Tage. Unser Körper passte sich den damaligen Verhältnissen an und speicherte überschüssige Energie als Fettreserven. Dem Instinkt ist es zuzuschreiben, dass noch heute kalorienreiche Mahlzeiten bevorzugt werden, um unseren Körper das Bedürfnis nach Sicherheit zu geben und Fettreserven zu speichern.

Da wir heutzutage zu jeder Zeit Essen zur Verfügung haben, dieser Zustand aber evolutionär gesehen noch nicht lange andauert, fällt es uns sehr schwer, eine Gemüsepfanne einem Schnitzel vorzuziehen (jedenfalls manchen).

Da auch immer mehr Fertigprodukte viele einfache Zucker beinhalten sowie satt machen und wir generell immer wenig Zeit haben, greifen viele auf diese Produkte zurück. Nährstoffmängel sind bei anhaltendem Konsum schnell vorhanden und können sich vielfältig bemerkbar machen. So können Müdigkeit, Stimmungsschwankungen, übermäßiges Schwitzen und eine Gereiztheit erste Hinweise liefern.

Ebenfalls ist anzumerken, dass in zahlreichen Produkten Zucker vorkommt. Auch, wenn man es nicht erwartet, befinden sich in vielen Aufstrichen, Wurstwaren oder Konserven Zucker. Er trägt eine bedeutende Rolle und fungiert als Geschmacksverstärker, um Gerichte schmackhafter zu gestalten. Zahlreiche Ärzte und Autoren oder Ernährungsberater warnen vor dem Süßstoff. Dr. med. M. O. Bruker beschreibt in seinem Buch „Zucker, Zucker... Krank durch Fabrikzucker" die Auswirkungen des Zuckers auf den Körper und seinen Krankheitsaspekt. Denn laut ihm ist Zucker ein Grund für viele Zivilisationskrankheiten. Nach dem Verzehr von Glukose werden vor allem bestimmte Zellen in unserer Pankrea gereizt und Insulin wird ausgeschüttet. Unser Blutzuckerspiegel steigt rasch an und wird durch die Insulinausschüttung im Gleichgewicht gehalten.

Dieser Prozess ist sehr wichtig für unsere Zellen, um alle Stoffwechselvorgänge aufrecht zu erhalten. Besonders unsere Nervenzellen sind von diesem Gleichgewicht des Zuckers betroffen und benötigen viel Energie. Da synthetischer Zucker hauptsächlich „leere Kalorien" enthält, fehlen unseren Nervenzellen wichtige B-Komplexe, Mineralien und Spurenelemente, wie sie in natürlichen Kohlenhydratlieferanten zu finden sind. Diese Stoffe sind für enzymatische Prozesse, besonders in Neuronen, wichtig. Der Mineralstoffmangel des Zuckers führt zu zahlreichen Erkrankungen, der Körper muss nämlich seine eigenen Mineralvorräte nutzen und gerät so in einen Mineralstoffmangel. Zucker ist aber nicht nur frei von jeglichen Vitaminen und Mineralien, sondern verbraucht diese ebenfalls. Der Abbau kann nicht ohne bestimmte Stoffe erfolgen.

Besonders Vitamin-B-Komplexe sind bedeutend. Je höher also der Zuckerkonsum ist, desto höher ist auch der Vitaminbedarf. Zucker führt zu Erkrankungen, da während der Verstoffwechselung Giftstoffe freigesetzt werden. Der Konsum von industriell hergestelltem Zucker fördert die Wahrscheinlichkeit, an Autoimmunerkrankungen wie Asthma oder Arthritis zu erkranken, und schädigt unsere Leber.

Obwohl er aber so schädlich ist, konsumieren wir Zucker tagtäglich. Denn neben seinem gesundheitsschädlichen Aspekt besitzt Zucker ein hohes Suchtpotential. Durch das rasche Ansteigen unseres Blutzuckerspiegels und dem anschließenden schnellen Absinken entstehen Heißhungerattacken auf Kohlenhydrate. Oftmals wird dann erneut zu zuckerhaltigen Lebensmitteln gegriffen, um den Blutzucker schnell zu erhöhen. Zudem kommt es wieder zu einer Ausschüttung von Dopamin im Belohnungszentrum und wir schenken dem Zucker besondere Aufmerksamkeit. Diese Reaktion ist ähnlich wie bei anderen Suchtstoffen und wir betrachten den Zucker als etwas Besonderes und sind vom weiteren Konsum angetan. Da während der basischen Fastenkur auf synthetische Zucker verzichtet wird, entfallen die negativen Aspekte des Zuckers, und unser Körper kann vom dauerhaften Konsum regenerieren und unseren Mineralstoffbedarf auffüllen.

Zucker besitzt also, neben seiner gut schmeckenden Seite, einen hohen Krankheitsaspekt und sollte nur in Maßen konsumiert werden.

Wenn man sich die Zusammensetzung basischer Ernährung und basischer Lebensmittel anschaut, wird man feststellen, dass diese fast ausschließlich vegan sind. Die Verteufelung von veganer Ernährung und dem daraus angeblich resultierenden Mineralstoffmangel ist immer noch hoch. Dabei gibt es umfassende Studien, die dieses Klischee widerlegen und zeigen, dass eine rein pflanzliche Ernährung durchaus gesünder ist. Eine Studie[2] zeigte im Vergleich die Nährstoffprofile von „Normalessern", Vegetariern und Veganern. Im Ergebnis waren die Menschen mit einem eher hohen Fleischkonsum diejenigen mit dem geringsten Anteil an Ballaststoffen, Beta-Carotin, Pflanzenprotein und

---

[2]Journal of the Academy of Nutrition an Dietics Volume113, Issue 12, Pages 1610-1619, December 2013

Magnesium. Sie hatten dafür den höchsten Anteil an Transfetten und vielfach ungesättigten Fettsäuren. Die Kalorienzufuhr der Probanden war bei allen ähnlich und lag bei ca. 2000 kcal/Tag. Diese Studie wurde mit rund 71.751 Personen im Zeitraum von 2002-2007 durchgeführt. Es war zwar auch festzustellen, dass Veganer ebenfalls einen Nährstoffmangel besaßen, dieser war aber vergleichsweise gering gegenüber jenem der Fleischesser.

Der Vorteil innerhalb der veganen oder vegetarischen Ernährung liegt darin, dass wohl weniger schädliche Stoffe über die Nahrung aufgenommen werden, die oft in tierischen Produkten gefunden werden, wie Schwermetalle (in Fisch), Antibiotika, Listerien oder Dioxin (Fleisch und Eier). Zudem geht der Verzicht von tierischen Produkten mit einem hohen Konsum von Obst, Gemüse, Hülsenfrüchten und Getreideprodukten einher. Durch die Aufnahme von vielen Mineralien und Vitaminen sowie von sekundären Pflanzenstoffen kann sich dies auf die Gesundheit auswirken. Veganer und Vegetarier, die sich also basisch ernähren, haben einen geringeren Anteil an gesättigten Fettsäuren und Cholesterin im Blut.

Dies wirkt sich positiv auf unsere Gesundheit aus und das Risiko, an Herzkrankheiten, Krebs, Übergewicht, Bluthochdruck und Diabetes zu erkranken, sinkt. Der amerikanische Arzt Dr. Neal Barnard ist sogar davon überzeugt, dass durch eine vegane Ernährung Diabetes Typ 2 geheilt werden kann. Er sieht das Fett, welches sich in unseren Zellen ablagert, als Ursache für diese Krankheit.

Glukose (Einfachzucker) dient in unseren Zellen als Treibstoff und wird in speziellen Zellorganellen, den Mitochondrien, in ATP umgewandelt. Bevor Glukose aber in die Zelle gelangt, sorgt das Insulinhormon dafür, dass es durch unsere Zellmembran gelangt. Es bindet sich an einen speziellen Rezeptor und sorgt dafür, dass Glukose in unsere Zellen gelangen kann. „Wenn man Diabetes Typ 2 hat, hat man auch die Glukose und das Insulin sowie die Rezeptoren. Das Einzige, was los ist, ist, dass [...] dieser Signalweg nicht funktioniert. Warum? Weil sich tierische und pflanzliche Fette in den Zellen abgelagert haben. Das funktioniert jetzt nicht mehr. Wenn ich das Fett aus den Zellen bekomme, kann sich Diabetes verbessern."[3] Somit

---

[3]Vegmed 2016: Dr. Neal Barnard: „Vegane Ernährung kann

kommt eine fettarme vegane Ernährung in Frage, um gesund zu leben. Gesättigte Fettsäuren und Cholesterin kommen in allen tierischen Produkten vor. Dennoch ist nicht der alleinige Fleischkonsum für zahlreiche Erkrankungen verantwortlich. Auch andere tierische Produkte, wie Milch und deren Erzeugnisse, stellen eine Gefahr dar. Auch Milch und Milchprodukte sollen, laut zahlreicher Studien, Grund für viele Erkrankungen sein. Chronische Leiden wie Krebs, Herz-Kreislauf-Erkrankungen, Diabetes oder auch Alzheimer sollen durch den Konsum von Milchprodukten gefördert werden.

Professor T. Colin Campbell, der mit der China-Study eine der größten Studien über Ernährung und Gesundheit durchführte, schrieb dazu: „Kurz gesagt handelt es sich dabei um den vielfältigen Gesundheitsnutzen pflanzlicher Nahrungsmittel und die weitgehend unbeachteten Gesundheitsrisiken von Nahrungsmitteln tierischer Herkunft, welche alle Fleischarten, Milchprodukte und Eier beinhaltet."[4]

Auch der Glaube, dass Milch reich an Kalzium

Diabetes Typ-2 heilen!"
[4]T. Colin Campbell in „Wie gesund ist Milch wirklich",2017

sei, ist widerlegt. Der Anteil des Kalziums in Milchprodukten ist im Vergleich zu pflanzlichen Quellen, wie zum Beispiel Brokkoli, eher gering. Das Kalzium kann vom Körper nur schlecht aufgenommen werden, da der hohe Anteil an schwefelhaltigen Aminosäuren, der in tierischen Produkten zu finden ist, sauer abgebaut werden muss. Hierbei kommt es zu erheblichen Verlusten über die Niere. Dem Körper wird also durch Milch letztendlich mehr Kalzium entzogen, als er aufnehmen könnte. Kalzium ist in zahlreichen Gemüsesorten wie Brokkoli, Grünkohl oder Okra vorhanden und kann hier viel besser von unserem Körper aufgenommen und verstoffwechselt werden.

Das Argument, dass während einer veganen Ernährung ein Eiweißmangel auftreten könnte, ist umstritten. Beim Verzehr von ausreichend Hülsenfrüchten und anderen Gemüsesorten ist ein Eiweißmangel fast ausgeschlossen. Dr. M. O. Bruker beschreibt in seinem Buch „Gesund durch richtiges Essen" die Vorteile einer pflanzenbasierten, basischen, frischen Rohkost. Eiweißmangel ist eine widerlegte Behauptung, denn „Für die Deckung des Eiweißbedarfs ist es nicht entscheidend, ob das

Eiweiß von der Pflanze oder dem Tiere stammt, sondern ob alle notwendigen Aminosäuren, die Bausteine der Eiweiße, zugeführt werden oder nicht."[5] Eine pflanzlich basierte Ernährung, die durchaus basisch ist, bietet somit einen hohen gesundheitlichen Mehrwert, der auch von zahlreichen Studien gestützt werden kann.

Der Arzt und Psychosomatiker Dr. Rüdiger Dahlke ist der Meinung, dass neben den gesundheitlichen Vorteilen, die eine pflanzliche Ernährung bietet, auch unsere Psyche betroffen ist. Dr. Rüdiger Dahlke ist deutscher Humanmediziner, Psychotherapeut und besonders auf dem Gebiet der Esoterik tätig. Laut Dahlke essen wir Menschen beim Fleischkonsum auch das Leid und die Qual der geschlachteten Tiere mit: „ Allein, wenn wir nicht mehr all die Angst mitessen, die im Fleisch gequälter und unter Todespanik geschlachteter Tiere steckt, geht es uns schon gleich viel besser, denn Angst reduziert immer den Lebensgenuss."[6]

Denn wie bei uns Menschen schütten Lebewe-

[5]Dr. M. O. Bruker in „Gesund durch richtiges Essen", 1999, S. 37-38
[6]Dr. Rüdiger Dahlke über Peacefood auf http://peacefood.de/peacefood/

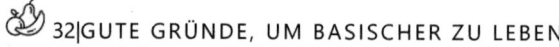

sen Hormone aus, die ihre Angst widerspiegeln und von uns verzehrt werden. Diese These kann zwar wissenschaftlich nicht zu einhundert Prozent gestützt werden, bietet aber dennoch einen Aspekt, um sich pflanzlicher und gesünder zu ernähren.

Durch eine basische Ernährung oder eine kurzzeitige Kur können viele Vitamine und Mineralien aufgenommen werden, die der Körper benötigt. Der Stoffwechsel wird durch reichlich Bewegung angekurbelt und „Toxine" wie Kaffee, Alkohol und Zucker können von unserem Körper ausgeschieden werden. Der Körper wird gereinigt und es erfolgt der gewünschte „Entschlackungseffekt".

Diese basische Kur wird sich nicht nur körperlich bei Ihnen bemerkbar machen, sondern auch geistig. Durch Spaziergänge in der Natur, Yoga, aber auch durch Meditation lernen Sie sich selbst besser kennen und können ganzheitlich von dieser Praxis profitieren. Sportliche Einheiten fördern die Ausschüttung des Glückshormons Endorphin sowie weiterer wichtiger Hormone, die für unseren Stoffwechsel von Bedeutung sind. Wie schon erwähnt, sorgt eine basische Ernährung zu einer verminderten Ausschüttung an Stresshormonen und unser

Immunsystem kann regeneriert und aktiviert werden. Wir fühlen uns fitter und sind widerstandsfähiger gegenüber Krankheiten.

Ebenfalls profitiert auch unsere Verdauung von dieser Fastenkur. Zahlreiche Menschen leiden an Magenproblemen, Obstipation oder Sodbrennen. Viele dieser Symptome treten gerade bei sehr fettigen Nahrungsmitteln auf und sind eigentlich leicht zu beseitigen. Durch eine gezielt gesunde Ernährung in Form von basischer Kost und einer geringeren Aufnahme von fettigem Essen, insbesondere von Fleisch, verschwindet das unangenehme Völlegefühl nach einer Mahlzeit. Die Verdauung wird angekurbelt, da Obst und Gemüse viel leichter zu verwerten sind und eine optimale Vitaminversorgung bieten. Bitterstoffe, die in zahlreichen Gemüsesorten (Chicorée, Artischocken oder Rucola) vorkommen, unterstützen die Leber und kommen unserem Säure-Basen-Haushalt zugute.

Auch unsere Haut wird sich über diesen Vitaminboost freuen! Vor allem Menschen, die unter Akne leiden, profitieren von basischer Kost. Ebenfalls führt die Aufnahme von synthetisch hergestelltem Zucker zu einem sehr schnellen Anstieg unseres Blutzuckerspiegels, welcher aber auch ebenso schnell wieder abfällt. So entstehen Heißhungerattacken und der Körper besitzt kein richtiges Sättigungsgefühl.

Da Sie während der Kur auf ihn verzichten, wird auch Ihr Hautbild nach einiger Zeit deutliche Besserungen zeigen und Sie werden viel länger gesättigt sein. Denn Ballaststoffe und viele Gemüsesorten füllen unseren Magen und halten länger satt, da es mehr Zeit beansprucht, pflanzliche Stoffe zu verdauen. Es ist jedoch erwiesen, dass Menschen unterschiedlich auf verschiedene Produkte reagieren, das sollten Sie sich bei einer Ernährungsumstellung immer vor Augen führen. So reagieren manche Menschen auf Zucker mit unreiner Haut, anderen schaden Milchprodukte mehr. Um herauszufinden, welche Produkte sich negativ auf Ihr Hautbild auswirken, ist es ratsam, für eine Woche auf ein bestimmtes Lebensmittel zu verzichten. So wissen Sie auch nach dem basischen Fasten, was Sie gering konsumieren sollten, um Ihre Haut zu verbessern.

Akne oder unreine Haut kommt oft durch einen veränderten Hormonhaushalt zustande. Milchprodukte enthalten zahlreiche Steroide und auch Androgene, die die Funktionen der Talgdrüsen unterdrücken und unsere Poren verstopfen lassen. Wenn Sie an unreiner Haut leiden, sollten Sie auf synthetische Zucker und Milchprodukte verzichten, um Ihrer Haut etwas Gutes zu tun.

Basische Ernährung wirkt somit nicht nur gesundheitsfördernd und kann präventiv gegenüber Krankheitsbildern wirken, sondern auch die Beschwerden von Krankheiten abmildern und ein besseres Erscheinungsbild begünstigen.

Der Bedarf verschiedener Nährstoffe, wird durch einen ausgewogenen Verzehr von Obst, Gemüse und vollwertigem Korn gedeckt. Bei richtiger Anwendung des Basenfastens und einer vielfältigen Zusammenstellung Ihres Essens werden Mangelerscheinungen verhindert und Sie werden sich spürbar gesünder, munterer und fitter fühlen, was sich mit der Zeit auch äußerlich bemerkbar machen wird. So können sekundäre pflanzliche Stoffe, Ballaststoffe, Vitamine und ein hoher Flüssigkeitshaushalt den Alterungsprozess verlangsamen und die Faltenbildung reduzieren.

Kleines How-To – Ihre basischen Basics

Das genaue Prinzip und die Vorteile des Fastens nach Wacker wurden bereits erläutert. Nun kommt der eigentliche, praktische Teil:

Sie wissen bereits, dass Sie während dieser Zeit des Fastens nur basische Lebensmittel verzehren sollten, beziehungsweise Lebensmittel mit einem niedrigen PRAL-Wert.

Lebensmittel, auf die Sie während dieser Zeit verzichten sollten, sind Folgende:

Käse, Frischkäse, Wurst, Fleisch, Joghurt, Milch,

Aufstriche, Süßgetränke wie Cola und auch andere Sprudelgetränke, Alkohol, Koffein, aber auch Getreideprodukte (Vollkornbrot, Nudeln, Reis, Haferflocken...), wenn Sie sich zu 100 % basisch ernähren möchten. Alternativ können Sie gesunde Säurebildner zu sich nehmen und leckere Gerichte aus Dinkel, Amaranth, Chiasamen oder Quinoa zubereiten.

Nun klingt das ziemlich einschränkend, vor allem, da viele dieser Nahrungsmittel einen Großteil in unserem Kühlschrank ausmachen.

Was zu empfehlen ist und eine wirklich gute Möglichkeit für Einsteiger bietet, ist eine Vorbereitungswoche. Nehmen Sie sich eine Woche Zeit, bevor Ihre Fastenzeit beginnen soll, und misten Sie Ihren Kühlschrank ordentlich aus!

Sie sollten versuchen, möglich nichts zu entsorgen, sondern Ihre Lebensmittel aufzubrauchen und keine Neuen zu kaufen, die Sie innerhalb Ihrer Kur nicht verzehren werden.

Genießen Sie in dieser Vorbereitungswoche noch einmal Ihre geliebten Nudeln mit einem schönen Pesto oder Ihren heißbegehrten Cappuccino.

Wenn der Kühlschrank von den sauren Lebensmitteln befreit wurde, gilt es nun, ihn wieder zu füllen! Sparen Sie nicht daran, viele verschiedene Obst- und Gemüsesorten zu kaufen! Aus Radieschen, Tomaten, Chicorée, Rucola, Kopfsalat, Karotten, Gurken und Brokkoli lassen sich so manche Köstlichkeiten zaubern!

Ebenfalls können Sie sich, sofern Sie möchten, Haselnüsse als Snack bereitlegen. Mit einem PRAL-Wert von 2,8 werden diese auch basisch verstoffwechselt, womit sie eine gute Quelle für Mineralien wie Kalzium, Magnesium, Eisen, Phosphor und Zink darstellen!

Auch reichlich Obst ist erlaubt: Äpfel, Aprikosen, Ananas, Bananen, Pfirsiche, Kiwis oder Orangen können getrost in den Kühlschrank wandern.

Aber auch auf unseren Lieblingsfreund, die Kartoffel, muss nicht verzichtet werden. Fettige Alternativen wie Bratkartoffeln, Pommes oder Chips sollten zwar unterlassen werden, aber in Gemüseaufläufen oder im normalen gekochten Zustand darf sie gerne auf dem Teller landen.

Wenn Sie kein Freund von stillem Wasser sind, wird es Sie freuen, dass ungesüßter Apfelsaft, Traubensaft und Grün- und Schwarztee ebenfalls eine basische Grundlage bilden. Denn während des

Fastens sollten Sie auf eine hohe Trinkmenge achten und versuchen, ca. 2 bis 3 l täglich aufzunehmen.

Da nun alle gewünschten Lebensmittel Einzug gefunden haben, können Sie sich auf Ihre Fastenzeit vorbereiten:

Einen Tag, bevor Sie mit dem basischen Fasten beginnen wollen, ist es ratsam, Ihren Darm zu reinigen. Dafür bietet es sich an, viel Wasser und ungesüßten Tee zu trinken und abends vor dem Schlafen gehen einen Einlauf durchzuführen.

Sie benötigen dafür nicht viel mehr als warmes angenehmes Wasser. Auf spezielle Lösungen oder Produkte kann dabei verzichtet werden.

Gehen Sie an diesem Abend zeitig ins Bett, um munter und ausgeschlafen in den ersten Tag Ihres Basenfastens zu starten.

SO KÖNNTE IHR TAG AUSSEHEN:

Beginnen Sie Ihren Tag mit einer kleinen Meditation. Setzen Sie sich in bequemer Kleidung aufrecht im Schneidersitz auf eine Matte oder eine bequeme Decke. Schließen Sie die Augen und nehmen Sie sich ca. 10 Minuten Zeit für sich. Vertiefen Sie Ihre Atmung und bereiten Sie sich mental auf Ihren Tag vor. Versuchen Sie während dieser Zeit, Ihren Gedanken freien Lauf zu lassen. Halten Sie nichts fest, sondern konzentrieren Sie sich ganz allein auf Ihre Atmung und setzen Sie sich eine Intention für Ihren Tag: Was möchten Sie heute erreichen? Wie wollen Sie sich heute fühlen?

Nach einer solchen geistigen Entspannung sollten Sie sich vitaler fühlen und die Müdigkeit der Nacht vertrieben haben. Zahlreiche Einsteigervideos zu Yoga-Praktiken und Meditationsübungen können heutzutage kostenfrei im Internet angesehen werden, somit besitzt jeder die Möglichkeit, auf diese zuzugreifen. Yoga ist nämlich eine überaus wertvolle Technik, die schon vor mehr als zweitausend Jahren entstanden ist. Yoga bezeichnet eine Lebensphilosophie, um gesünder und bewusster zu leben und einen Einklang mit sich und seinem inneren Geist zu finden. Neben diesem esoterischen Ansatz bietet Yoga aber weitere positive Effekte für unseren Körper. Es stärkt unsere Koordinationsfähigkeit, die Flexibilität und bringt unseren Stoffwechsel in Schwung. Ebenfalls werden unsere Gelenke gelockert, Muskeln aktiviert und unsere Verdauung wird verbessert. Neben diesen positiven und gesundheitsfördernden Eigenschaften wirkt Yoga grundlegend auf die Psyche und lässt einen großen Raum für geistige und seelische Entspannung. Atemübungen und Meditationen finden einen festen Platz innerhalb der ganzheitlichen Yogapraxis. Durch diese ganzheitlich gesundheitsfördernden Bestandteile findet die Praktizierung von Yoga immer mehr Zuspruch sowie Anhänger und ist sehr zu empfehlen.

Das Frühstück

Machen Sie sich doch eine leckere Obstschüssel aus Apfel, Banane, Orange, Kiwi und Weintrauben. Fügen Sie gerne noch weitere Obstsorten hinzu, Ihrer Kreativität sind keine Grenzen gesetzt.

Gerne können Sie noch etwas Honig beigeben, falls Sie es lieber etwas süßer mögen. Wem das zu eintönig ist, kann sich Smoothies oder Bowls zubereiten, um das Frühstück schöner zu gestalten (mehr dazu bei den Rezepten). Dazu gibt es entweder ungesüßten Saft von Trauben oder Äpfeln oder, wer mag, einen schmackhaften Tomatensaft. Auch ungesüßte Milchalternativen wie Hafer- oder Mandelmilch sind erlaubt.

Alternativ und wer es klassisch bevorzugt: ein großes Glas Wasser mit einzelnen Spritzern Zitrone. Das regt den Stoffwechsel an, macht Sie munter und ist gleichzeitig auch noch gut für das Immunsystem.

Nach dem Frühstück

Grundsätzlich ist es ratsam, nach dem Frühstück Ihren Magen verdauen zu lassen. Unterstützend dazu gehen Sie gerne etwas nach draußen! Ob ein einfacher Spaziergang im Wald, mit Hund oder Freunden, ist hierbei nebensächlich und entscheiden Sie nach Ihrem Befinden.

Zwanzig bis dreißig Minuten an der frischen Luft reichen schon aus, um einen positiven Effekt zu erzielen und Ihren Kreislauf aufzuwecken.

Vergessen Sie nicht, nach Ihrem Spaziergang einen großzügigen Schluck zu trinken.

Das Mittagessen

Wenn die Mittagszeit naht und Ihr Magen zu grummeln beginnt, können Sie sich ein einfaches, aber schnelles basisches Mittagessen zubereiten. Wie wäre es mit einem knackigen Salat?

Bereiten Sie dazu Kopfsalat, Gurken, Radieschen, Tomaten und Zwiebeln vor oder fügen Sie bei Belieben noch andere Gemüsesorten hinzu. Als Topping eignen sich hervorragend einzelne Granatapfelkerne oder Orangenscheiben, um Ihren Salat aufzupeppen. So wird eine perfekte Kombination aus Vitaminen und Mineralien gestellt. Auf Dressing müssen Sie nicht verzichten, aber wählen Sie dafür ein gutes Olivenöl, welches Sie beliebig würzen können.

Ebenfalls eignen sich auch sehr gut ein paar Nüsse, die Sie auf Ihren Salat geben können, zum Beispiel Sonnenblumenkerne.

Nach dem Mittagessen

Nach Ihrer Mahlzeit sollten Sie wieder etwas ruhen und Ihre Verdauung arbeiten lassen. Optional können Sie ein basisches Fußbad machen, um sich zu entspannen und Ihren Körper zu entschlacken.

Nehmen Sie sich dafür eine große Schüssel und

geben Sie lauwarmes Wasser hinein. Des Weiteren empfiehlt es sich, grobes Natriumchlorid hinzuzufügen oder einen basischen Badezusatz, der sich in vielen Drogerien oder Reformhäusern erwerben lässt. Wichtig zu beachten ist, dass die Säureausscheidung über die Haut erst nach einer bestimmten Zeit stattfindet. Es wird also empfohlen, basische Bäder mindestens eine halbe Stunde, besser aber bis zu zwei Stunden durchzuführen. Ihre Haut wird gereinigt und kann wertvolle Mineralien aufnehmen, die Ihnen helfen, Ihren Körper zu entschlacken.

Lesen Sie doch währenddessen ein gutes Buch.

Auch eine Trockenbürstenmassage wirkt sich positiv auf unser Immunsystem aus und kann schnell und einfach angewandt werden. In unserem Bindegewebe befinden sich zahlreiche Abwehrzellen, die Krankheitserreger bekämpfen und uns gesund halten. Das Bindegewebe muss gut durchblutet werden, um diese Funktion der Abwehrzellen aufrecht zu erhalten. Aber nicht nur unser Immunsystem profitiert davon: Unsere Haut wird weicher und neigt weniger zu Trockenheit oder Cellulite. Zudem weckt es uns noch einmal ordentlich auf und reguliert den Blutdruck. Alles, was Sie benötigen, ist eine große Trockenbürste und fünf Minuten Zeit. Mit kräftigen Bürstenstrichen oder Kreisen kann sich in Richtung des Herzens vorgebürstet werden. Ihre Haut darf sich dabei erröten, warm werden und kribbeln. Arbeiten Sie sich von den Füßen aus zu Ihren Beinen und dem Gesäß vor und massieren Sie dann erst Ihre Arme, bevor die Brust und der Bauch an der Reihe sind. Zur weiteren Hautpflege eignen sich im Anschluss zarte natürliche Öle, um die Haut weich und geschmeidig zu halten.

Nach diesem angenehmen Fußbad und einer Trockenmassage werden Sie sich vitaler fühlen und Sie können gerne noch eine längere Runde spazieren gehen oder eine kleine Sporteinheit praktizieren.

Yoga oder Nordic Walking sind überaus sanfte Sportarten, die Ihren Stoffwechsel zwar anregen, ihn aber nicht überlasten.

Nach Ihrer körperlichen Betätigung können Sie sehr gerne wieder zur Ruhe kommen und ein Buch lesen oder einen Film anschauen. Vergessen Sie hierbei nicht das Trinken und machen Sie sich gerne eine große Kanne Tee. Perfekt passt hier Grüntee. Er kurbelt den Stoffwechsel an und ist überaus bekömmlich. Aber auch schwarzer Tee und Kräutertee sind ungesüßt gute Alternativen.

Das Abendbrot
Gegen 18 oder 19 Uhr sollten Sie Ihre letzte Mahlzeit des Tages zu sich nehmen, um Ihren Körper genug Zeit zur Verdauung und Regeneration zu ermöglichen. Ein perfektes Abendbrot könnte hier eine leckere Gemüsepfanne darstellen. Kochen Sie dafür Kartoffeln und waschen und schälen Sie Ihr Wunschgemüse. Hier eignen sich vorzugsweise Tomaten, Brokkoli, Blumenkohl und Möhren. Nachdem die Kartoffeln gekocht wurden, geben Sie alles in eine große Auflaufform und würzen es nach Belieben. Olivenöl oder Sonnenblumenkernöl dürfen in Maßen beigegeben werden.

Lassen Sie Ihren Auflauf ca. 25-30 Minuten im vorgeheizten Backofen bei 200 Grad backen. Genießen Sie Ihre Mahlzeit und versuchen Sie dabei, dem Essen besondere Aufmerksamkeit zu schenken. Oftmals fühlen wir und viel schneller gesättigt, wenn wir unsere gesamte Konzentration auf unser Essen richten und nicht schnell nebenbei etwas in uns hinein schaufeln. Gerne können Sie noch einen Rest Ihres Salats dazu genießen.

Nach dem Abendbrot
Lassen Sie den Abend gemütlich ausklingen, bei einer Tasse Tee und einem schönen Abendprogramm. Um Ihren Stoffwechsel vor dem zu Bett gehen noch einmal zu unterstützen, können Sie sich einen Leberwickel nach Kneipp zubereiten.

So machen Sie einen Leberwickel:
Zur praktischen Durchführung benötigen Sie lediglich heißes Wasser oder warmen Schafgarbentee, eine Wärmflasche und Handtücher sowie Zeit und Ruhe für sich selbst. Bereiten Sie einen ¾ l Schafgarbentee zu, indem Sie 4 TL getrocknetes Schafgarbenkraut oder eine Handvoll des frischen Krautes mit ¾ l kochendem Wasser übergießen und dies 10 Minuten zugedeckt ziehen lassen. Füllen Sie währenddessen schon einmal eine Wärmflasche mit heißem Wasser. Gießen Sie nun ¼ l des Schafgarben-Aufgusses separat in eine Tasse, um ihn später selbst trinken zu können, und den verbleibenden ½ Liter tränken Sie in ein trockenes Baumwolltuch oder Handtuch. Das Handtuch wird dann gut ausgedrückt und gefaltet und sehr warm auf die Haut

im Bereich der Leber gelegt. Dies entspricht dem rechten unteren Rippenbogen. Legen Sie anschließend die Wärmflasche auf und wickeln Sie noch ein Tuch fest um Ihren Körper. So bleibt die Wärme länger erhalten und Sie profitieren viel mehr von Ihrem Leberwickel. Sie sollten sich nun für etwa 30-60 Minuten an einen ruhigen und gemütlichen Ort legen und währenddessen Ihren Schafgarbentee trinken.

Schafgarbe hat einen positiven Effekt auf unseren Körper und fördert nicht nur die Verdauung, sondern hilft auch bei Bauchbeschwerden, Bluthochdruck, Krämpfen, Kopfschmerzen und Migräne. Die Anwendung ist somit perfekt, um den Körper während einer Entschlackung zu unterstützen. Durch die Anwendung eines Leberwickels kommt es zur verstärkten Durchblutung der Leber und der Gallenblase. Ihre Gefäße werden erweitert und der Abfluss der Galle aus den Gallengängen wird erleichtert. Ebenfalls wirkt sich ein Leberwickel beruhigend auf den Körper aus und eignet sich als Anwendung vor dem Schlafen.

Das Schlafen gehen

Sobald Sie Müdigkeit verspüren, sollten Sie Ihren Körper ruhen lassen und zu Bett gehen. Zum Einschlafen eignet sich hier eine warme Tasse Tee mit Lavendel- oder Kamillenblütenextrakt. Dadurch kommen Sie auch geistig zur Ruhe und können eine ruhigere Nacht verbringen.

Falls Sie noch innere Unruhe verspüren sollten, eignet sich auch hier abschließend wieder eine kleine Meditation. Aber auch ruhigere und sanftere Yogaeinheiten können den Schlaf verbessern.

Schlafen Sie, sofern es möglich ist, mit geöffnetem Fenster. Dies fördert eine tiefere und auch gleichmäßigere Atmung während des Schlafens. Achten Sie darauf, dass Sie dennoch nicht frieren und Ihr Körper nicht auskühlt. Optional helfen dicke Socken, eine Wärmflasche, aber auch ein Säckchen Lavendel unter dem Kopfkissen, um besser in den Schlaf zu finden. So können Sie beruhigt schlafen und den neuen Tag motiviert und fit starten.

Versuchen Sie, den dargestellten Tagesablauf innerhalb Ihrer Fastenzeit zu wahren, und finden Sie eine optimale Mischung aus Ernährung, sportlicher Betätigung, aber auch Entspannung. Neben

Fußbädern eignen sich auch ganze basische Bäder, um den Körper zu entschlacken. Diese sollten ebenfalls ca. 2 Stunden andauern, um sich positiv bemerkbar zu machen. Hier geben Sie ebenfalls einfach einen basischen Zusatz (Natriumchlorid, Heilerde...) hinzu und können sich nun Ihre Zeit zur Entspannung nehmen und genießen.

Denn auch zu viel Sport und andauernde körperliche Leistung können zu einer Übersäuerung führen. Bei intensiver körperlicher Betätigung muss die Muskulatur in sehr kurzer Zeit sehr viel Energie zur Verfügung stellen. Irgendwann ist es dem Körper nicht mehr möglich, genügend Sauerstoff der Muskulatur bereitzustellen, und er beginnt, seine Energie aus Kohlenhydraten ohne Zufuhr von Sauerstoff zu produzieren. Diesen Prozess nennt man auch anaeroben Stoffwechsel.

Während dieses Prozesses entsteht Lactat (Milchsäure), das sich mit zunehmender Belastung im Muskel ansammelt.

Die Muskeln werden also sauer und einzelne Enzymreaktionen in unserem Körper können nicht mehr richtig ablaufen, was sich schlecht auf unseren Stoffwechsel auswirkt.

Ebenfalls löst Sport in uns eine Entzündungs-reaktion innerhalb unserer Muskulatur aus und Stresshormone werden ausgeschüttet. Was jetzt noch negativ klingt, ist eigentlich das genaue Ge-genteil. Der Mensch benötigt positiven Stress, soge-nannten Eustress, um widerstandsfähiger zu wer-den. Sind die Stressfaktoren aber zu groß und be-sitzen wir nicht ausreichend Erholung zwischen-durch, wandelt sich der Stress in Disstress (negati-ver Stress) um, welcher schädlich für uns ist. Dieses Konzept geht auf Hans Seyle zurück. Jeder Faktor, sowohl innerlich als auch äußerlich, stellt für unse-ren Körper Stress dar und zwingt uns zu einer akti-ven Anpassung. Dabei interpretieren wir selbst, ob dieser Stress für uns positiv oder negativ ist. So kann positiver Stress unsere Aufmerksamkeit und unsere Leistungsfähigkeit fördern und wirkt sich positiv auf unsere psychische und physische Ge-sundheit aus. Dieser tritt auf, wenn wir glücklich oder stolz auf uns sind und in unseren Augen etwas erreicht haben.

Disstress hingegen empfinden wir, wenn wir uns bedroht, überfordert oder in einer Situation unangenehm fühlen. Dieser Stress wird negativ interpretiert, je häufiger er aufkommt und wenn kein positiver Ausgleich erfolgt. So spüren wir in Klausuren, Prüfungen, Wettkämpfen oder im Arbeitsalltag eine vermehrte Anspannung des Körpers. Denn unser Körper schüttet bestimmte Stresshormone wie Adrenalin und Noradrenalin aus. Überwiegt dieser negative Stress, kann es zu einem Burnout-Syndrom kommen, an dem leider immer mehr Menschen erkranken. Aber auch negative Ereignisse, wie der Tod einer geliebten Person oder familiäre Schwierigkeiten, wirken sich negativ auf unsere Stresssensoren aus und sollten einen Ausgleich mit Sport oder Zeit für sich finden.

Eine umfassende Regeneration nach dem Sport ist aber ebenso sehr bedeutungsvoll. Ansonsten würde sportliche Betätigung in zu hohem Maße Adrenalin ausschütten, ebenfalls ein Stresshormon, welches sich auf Dauer ungesund auf uns auswirkt. Auch der Mikronährstoffbereich ist bei starker sportlicher Betätigung erhöht und durch starkes Schwitzen kann ein Elektrolytenmangel ausgelöst werden. Umfangreiche Pausen vom Sport und eine gesunde Ernährung können diese Risiken reduzieren. Wobei natürlich auch auf eine ausreichende

Flüssigkeitszufuhr während oder nach dem Sport geachtet werden sollte, um unseren Elektrolyte-Haushalt im Gleichgewicht zu belassen.

Ideal eignen sich dafür neben hochwertigem Mineralwasser auch isotonische zuckerfreie Getränke, in denen zahlreiche Mineralien und Elektrolyte schon enthalten sind. Isotonisch bedeutet hierbei, dass das Verhältnis zwischen Wasser und Nährstoffen gleich jenem des Blutes ist.

Hierbei geht es um die sogenannte Osmolalität. Diese beschreibt, wie viele wasserentziehende Teilchen in einer Flüssigkeit gelöst sind. Solche Teilchen sind Salze, Zucker und auch Eiweiße. Trinken wir etwas, prüft der Körper, ob diese Zusammensetzung mit der des Blutes übereinstimmt und korrigiert diese gegebenenfalls. Bei isotonischen Getränken muss kein Ausgleich erfolgen. Dadurch können diese Flüssigkeiten besonders schnell verdaut werden und wirken. Diese fördern ebenfalls die Regeneration und beugen einem Nährstoffmangel vor, da diese Getränke mit Natrium, Kalium, Calcium, Magnesium und Chlorid versetzt werden.

Einfache und schnelle basische Rezepte

TOMATEN-PAPRIKA-GAZPACHO

Sie brauchen: 2 rote Paprikaschoten

1 Gurke

6 EL Olivenöl

1 Dose (800 g) stückige Tomaten

4 EL Essig

200 g Kirschtomaten

So geht's: Die Paprikaschoten werden halbiert, geputzt, gewaschen und in grobe Stücke geschnitten. Anschließend kommt die Paprika für 5 Minuten in kochendes Wasser, um dort zu garen. Die Gurke wird geschält, von möglichen Kernen befreit und in Würfel geschnitten. Pürieren Sie nun alle Zutaten außer die Kirschtomaten in einem Mixer. Anschließend wird das Gazpacho gesalzen, gepfeffert und mit den halbierten Kirschtomaten garniert. Das Essen kann nun serviert werden.

WEIßER BOHNENSALAT
MIT PESTO

Sie brauchen: 1 kg frische weiße Bohnen

2 kleine rote Zwiebeln

2 EL Pesto Ihrer Wahl

4 EL Olivenöl und Basilikum

So geht's: Enthülsen Sie die Bohnen und kochen Sie diese für 30 Minuten, anschließend abkühlen lassen. Die Zwiebeln werden währenddessen geschält und in Ringe geschnitten. Die Bohnen werden abgegossen und mit dem Pesto, den Zwiebeln, dem Olivenöl und den Basilikumblättern gemischt. Den Salat würzen und servieren.

LINSENSALAT MIT ESTRAGON

Sie brauchen: 200 g grüne Linsen

8 Zweige Estragon

1 EL körniger Senf

4 EL Olivenöl

So geht's: Die Linsen werden gewaschen, abgetropft und mit reichlich Wasser für ca. 20 Minuten gekocht. Der Estragon wird ebenfalls gewaschen, sanft trocken getupft und anschließend kleingehackt. Lassen Sie die Linsen etwas abkühlen, bevor Sie die restlichen Zutaten miteinander vermischen und einen leckeren Salat servieren können. Würzen Sie ihn nach Belieben.

GEBACKENE ZUCCHINI
AUF RUCOLA

Sie brauchen: 1 Handvoll Rucola

2 Zucchini

100 g Mehl

100 ml Bier

Minze

So geht's: Waschen Sie den Rucola und tupfen Sie ihn danach trocken. In einer Schüssel Mehl und Bier miteinander vermischen, währenddessen kann Öl erhitzt werden. Ziehen Sie nun Ihre kleingeschnittenen Zucchini durch den Teig und frittieren Sie sie in Öl. Die Zucchini werden zum Schluss auf Rucola und gewaschener Minze serviert.

OFENPAPRIKA
MIT PETERSILIENÖL

Sie brauchen: 8 bunte Paprikaschoten

8 Zweige glatte Petersilie

6 Zehen Knoblauch

6 EL Olivenöl

So geht's: Die Paprika wird im Ganzen im 180 Grad vorgeheizten Backofen für 35 Minuten gebacken. Waschen und schneiden Sie die Petersilie und pressen Sie den Knoblauch. Die Paprika wird anschließend aus dem Ofen genommen, gehäutet und von den Samen befreit. Der Bratsud wird nun in eine Schüssel oder in eine Auflaufform gegeben und mit den restlichen Zutaten inklusive Paprikastücken gut gemischt. Nach dem Würzen kann das Essen direkt serviert werden.

ERDBEERSALAT MIT BASILIKUM

Sie brauchen: 400 g Erdbeeren

                       2 Zitronen

                       10 Blätter Basilikum

                       2 EL Olivenöl

So geht's: Waschen und vierteln Sie die Erdbeeren und mischen Sie diese dann mit dem Zitronensaft. Lassen Sie beides für ca. 10 Minuten im Kühlschrank gut durchziehen. Das Basilikum wird währenddessen gewaschen, trocken getupft und feingehackt und anschließend mit dem Olivenöl und den Erdbeeren gemischt. Rühren Sie alles gut durch und genießen Sie einen frischen Sommersalat.

QUINOTTO
MIT KAROTTEN UND SPINAT

Sie brauchen: 250 g Quinoa

4 Karotten

1 Zwiebel

250 g Spinat

2 EL Olivenöl

2 Stängel Glattpetersilie

So geht's: Quinoa mit ausreichend Wasser etwa 10 Minuten kochen lassen und anschließend weiter quellen lassen, bis jegliches Wasser aufgebraucht ist. Waschen und schneiden Sie die Petersilie und rühren Sie diese der Quinoa unter. Karotten und Spinat waschen, schneiden und mit in den Topf geben. Erhitzen Sie den Topf, während Sie noch geschälte und kleinstückige Zwiebel mit hineingeben. Würzen Sie anschließend nach Belieben.

CHIAPUDDING MIT FRÜCHTEN

Sie brauchen: 100 g Chiasamen

2 Spritzer Zitronensaft

(1 EL ungesüßtes Kakaopulver)

Früchte Ihrer Wahl

So geht's: Chiasamen in ein Gefäß mit Wasser und ein paar Zitronenspritzern füllen und über Nacht quellen lassen. Alternativ können Sie etwas dunkles, ungesüßtes Kakaopulver hinzugeben. Am nächsten Morgen Chiapudding noch einmal gut durchrühren und mit gewünschten Früchten servieren: Voilà.

KARAMELLISIERTE MAIRÜBCHEN

Sie brauchen: 2 Bund junge Mairübchen

12 EL flüssiger Honig

So geht's: Schälen Sie die Rüben und befreien Sie diese von den Stielen. Lassen Sie sie dann für 30 Minuten in einem Topf mit kochendem Salzwasser garen, bis diese butterweich sind. Den Honig erhitzen Sie in einer großen Pfanne und geben die Rüben unter ständigem Rühren hinzu. Nach 6 bis 8 Minuten sollten diese karamellisiert sein und können serviert werden. Guten Appetit!

TIAN
PROVENZALISCHER GEMÜSEGRATIN

Sie brauchen: 2 große Kartoffeln

1 Aubergine

2 Zucchini

3 Tomaten-Paprika

1 EL getrockneter Thymian

6 EL Olivenöl

So geht's: Heizen Sie den Backofen auf 180 Grad vor und putzen und waschen Sie sämtliches Gemüse, welches danach in Stücke geschnitten wird. Die Gemüsescheiben schichten Sie locker in eine Auflaufform und würzen diese mit Salz, Pfeffer, Thymian und Olivenöl. Den Gratin lassen Sie nun eine Stunde lang backen und können ihn anschließend servieren.

KALTE RATATOUILLE MIT MINZE

Sie brauchen: 1 milde Zwiebel

2 bunte Paprikaschoten

2 Zucchini

1 Aubergine

6 EL Olivenöl

20 Blätter Minze

So geht's: Hacken Sie die Zwiebeln und putzen Sie Paprika, Zucchini und Aubergine, welche sie danach in kleine Würfel schneiden. Das Gemüse wird dann in einem Topf mit Olivenöl und Gewürzen Ihrer Wahl bei niedriger Hitze 45 Minuten geköchelt, ohne es zu bräunen. Lassen Sie zum Schluss das Ratatouille abkühlen und geben Sie frische Minzblätter hinzu, bevor Sie es servieren.

QUINOA MIT GRÜNEM GEMÜSE

Sie brauchen: 1 Zucchini

10 Stangen grüner Spargel

200 g Erbsen

4 EL Olivenöl

1 Bund Schnittlauch

150 g Quinoa

So geht's: Geben Sie das Quinoa in einen Topf und lassen Sie es mit ausreichend Wasser köcheln, bis es quellt. Waschen und Schneiden Sie die Zucchini und putzen Sie den Spargel, welchen Sie dann im unteren Drittel halbieren. Beide Zutaten werden mit den Erbsen zusammen in Olivenöl angebraten. Vermischen Sie zum Schluss alle Zutaten miteinander und würzen Sie nach Belieben.

MELONEN-TOMATEN-SALAT MIT BASILIKUM

Sie brauchen: 1 Honigmelone

20 Kirschtomaten

4 EL Olivenöl

20 Blätter Basilikum

1 TL getrockneten Oregano

So geht's: Schälen Sie die Melone und schneiden Sie diese in Würfel. Waschen Sie danach die Kirschtomaten und halbieren Sie diese. Honigmelone und Kirschtomaten werden nun mit gewaschenem Basilikum, Olivenöl und Oregano in einer Schüssel vermischt und können nach dem Würzen serviert werden.

ZUCCHINI-GAZPACHO
MIT BASILIKUM

Sie brauchen: 1 Bund Basilikum

                    4 Zucchini

                    3 TL Ihres Wunschpesto

                    6 EL Olivenöl

So geht's: Basilikum waschen, anschließend trocken tupfen und die Blätter abzupfen. Waschen Sie danach die Zucchini und lassen Sie diese in 250 ml Wasser für 30 Minuten garen. Danach geben Sie das Pesto, Olivenöl und Basilikum hinzu und pürieren alles mit einen Stabmixer. Zuletzt können Sie die restlichen Basilikumblätter zum Garnieren verwenden und das Gericht nach Belieben würzen.

CREMIGE BLUMENKOHLSUPPE

Sie brauchen:

1 großer Blumenkohl

2 TL Sesamsamen

4 TL Sesamöl

1 Hafercuisine

So geht's: Schneiden Sie den Blumenkohl in kleine Stücke und lassen Sie diesen in einem Topf mit Wasser bedeckt kochen. Nach ca. 40 Minuten können Sie mit einem Stabmixer den Blumenkohl pürieren und die Hafercuisine sowie das Sesamöl hinzugeben. Würzen Sie nach Belieben und garnieren Sie die fertige Suppe mit Sesamkernen.

KÜRBISSUPPE MIT HASELNÜSSEN

Sie brauchen: 800 g Riesenkürbis

20 Haselnusskerne

4 EL Haselnussöl

1 Hafercuisine

So geht's: Schneiden Sie den Kürbis in Würfel, geben Sie diese in einen Topf mit Wasser und lassen Sie sie für 30 Minuten garen. Anschließend die Cuisine und das Öl hinzugeben und alles pürieren. Zum Schluss beliebig würzen und die Haselnüsse als Garnitur hinzugeben.

ROTE LINSEN DAL
MIT BLUMENKOHL UND SPINAT

Sie brauchen:

- 1 kleiner Blumenkohl
- 200 g Spinat
- 1 Zwiebel
- 1 Stück Ingwer
- 2 Zehen Knoblauch
- 200 g Tomaten
- 200 g rote Linsen
- frische Petersilie oder Koriander

So geht's: Befreien Sie den Blumenkohl vom Stunk und teilen Sie ihn nach dem Waschen in kleine Röschen. Waschen Sie ebenfalls den Spinat. Schneiden Sie den Knoblauch, die Zwiebel und den Ingwer in kleine Stücke, nachdem Sie die Zutaten sorgfältig geschält haben. Die Linsen werden für ca. 10 Minuten in ausreichend Wasser gekocht, bis diese zerfallen. Anschließend geben Sie die restlichen Zutaten inklusive Tomaten hinzu und lassen alles noch weitere 20 Minuten köcheln. Abschließend können Sie Ihr Gericht nach Belieben würzen und mit Koriander oder Petersilie garnieren.

KAROTTENSUPPE MIT INGWER

Sie brauchen: 2 Schalotten

1 Bund Karotten

20 g frischen Ingwer

1 Handvoll Koriander

So geht's: Zutaten schälen, in kleine Stücke schneiden und mit Wasser oder Gemüsebrühe zum Kochen ansetzen. Nach 30 Minuten können Sie die Zutaten mit einem Stabmixer pürieren und nach Belieben würzen und mit gehacktem Koriander garnieren.

FENCHELSALAT

Sie brauchen: 400 g Fenchel

160 g Cocktailtomaten

50 g Zwiebel

1 Knoblauchzehe

10 g Ingwer

2 EL Balsamico

1 Bund Petersilie

4 EL Olivenöl

So geht's: Waschen Sie die Fenchelknollen und entfernen Sie die grünen Stängel inklusive Knollenansatz. Danach können Sie die Knollen in Scheiben schneiden. Ebenfalls waschen Sie die Tomaten und zerkleinern diese. Für das Dressing geben Sie Olivenöl, Balsamico und den gewaschenen und geschälten Ingwer sowie die Knoblauchzehe hinzu und pürieren alles. Mischen Sie das Dressing zu den Fenchelknollen und garnieren Sie Ihren Salat mit kleingehackter Petersilie.

GURKEN-ERBSEN-SALAT

Sie brauchen: 1 große Gurke

250 g Erbsen

1 Zwiebel

1 Handvoll Minze

5 EL Olivenöl

So geht's: Schälen Sie Gurke und Zwiebel und stückeln Sie beides. Vermischen Sie es mit den Erbsen und geben Sie Olivenöl hinzu. Würzen Sie Ihren Salat nach Belieben mit Salz und Pfeffer und geben Sie am Ende gehackte Minze hinzu, um ein frisches Aroma zu erlangen.

Kreative
Frühstücksideen

GRÜNE SMOOTHIEBOWL

Sie brauchen: 1 Banane

1 Apfel

2 Kiwis

200 g Ananas

2 TL Chiasamen

3 TL Kokosraspeln

60 g Spinat

ein paar Zitronenspritzer

So geht's: Schneiden Sie das Obst klein und entfernen Sie unerwünschte Kerne. Anschließend pürieren Sie die Obstzutaten im Mixer und garnieren Ihre Bowl mit Kokosraspeln und Chiasamen.

ACAI SMOOTHIEBOWL

Sie brauchen: 1 Banane

500 g beliebige Tiefkühl-Beeren

100 ml Kokoswasser

2 TL Acaipulver

2 EL Cranberrys

100 g Erdbeeren

1 Papaya

So geht's: Mixen Sie die Banane, die Beeren und das Acaipulver mit dem Kokoswasser in einem Standmixer. Waschen und schneiden Sie die Erdbeeren und die Papaya. Der pürierte Smoothie kann in eine Schüssel gegeben und mit den restlichen Zutaten garniert werden.

POWERKICK SMOOTHIE

Sie brauchen: 1 Apfel

Ingwer in beliebiger Menge

1 Handvoll Babyspinat

1 EL Honig

etwas Zitronensaft

So geht's: Waschen und schneiden Sie den Apfel, den Ingwer und den Spinat, bevor Sie alles in ein Mixgerät geben und mit den restlichen Zutaten pürieren. Für 10 Minuten noch einmal in den Kühlschrank stellen oder mit Eiswürfeln servieren. Fertig ist Ihre Vitaminbombe!

GRÜNKOHL SMOOTHIE

Sie brauchen: 1 Handvoll Grünkohl

200 ml Orangensaft

1 Gurke

1 Birne

1 Apfel

2 kleine Mandarinen

1 Stück Ingwer

So geht's: Alle Zutaten nach dem Waschen und Entfernen der Kerne in kleine Würfel schneiden und mit einem Mixer pürieren. Anschließend gut gekühlt genießen!

AVOCADO-SCHOKO-SMOOTHIE

Sie brauchen: 2 reife Bananen

2 reife Avocado

2 TL Honig

800 ml Mandelmilch

1 EL ungesüßtes Kakaopulver

1 TL Leinsamen

So geht's: Schälen Sie die Banane und die Avocado und befreien Sie Letztere vom Kern. Danach geben Sie die restlichen Zutaten mit dem Obst in einen Mixer und pürieren alles gut durch. Zum Schluss können Sie Ihren Smoothie noch einmal im Kühlschrank durchziehen lassen oder mit etwas Crushed Ice servieren.

BASISCHES PORRIDGE MIT VANILLE-DATTEL-CREME

Sie brauchen: 50 g Keimlinge Ihrer Wahl

(z. B. Dinkelkeimlinge)

1 Banane

1 Orange

100 g Beeren der Saison oder TK-Beeren

250 ml Wasser

2 EL Mandelmus

6 Datteln (entsteint)

2 EL Leinöl

1 TL Vanillepulver

So geht's: Lassen Sie die Keimlinge einen Abend zuvor mit reichlich Wasser keimen. Schneiden Sie die Früchte frisch, geben Sie diese zu den fertigen Keimlingen hinzu und vermischen Sie diese gut.

Für die Creme geben Sie Wasser, Mandelmus, Datteln, Leinöl und Vanillepulver in einen Mixer und pürieren alles. Anschließend auf Ihr Müsli geben und genießen.

ERDMANDEL-MÜSLI MIT APFEL UND ZIMT

Sie brauchen: 1 Apfel

1 Banane

2 EL Erdmandeln

1 TL Zimt

1 EL Leinsamen

So geht's: Zerdrücken Sie die Banane, raspeln Sie den Apfel und geben Sie die gemahlenen Erdmandeln und Leinsamen, nachdem diese in 150 ml Wasser quellen konnten, hinzu. Bestreuen Sie Ihr Frühstück zum Schluss mit Zimt.

ZUCCHINI-PORRIDGE

Sie brauchen:
150 g Zucchini
1 Banane
2 Kiwis
140 g Haferflocken
600 ml Mandelmilch (ungesüßt)
2 EL Kokosflocken
1 EL Zimt

So geht's: Zucchini raspeln, Banane mit einer Gabel zerdrücken sowie die Kiwis aus der Schale lösen und anschließend in kleine Scheiben schneiden.

Geben Sie nun die Haferflocken mit den geraspelten Zucchini, Honig und der Mandelmilch in einen Topf und lassen Sie alles für 5 Minuten leicht kochen. Anschließend können Sie das Porridge mit Zimt und Kokosflocken garnieren.

KICHERERBSEN-OMELETT

Sie brauchen: 90 g Kichererbsenmehl

180 ml Wasser

¼ TL Namak Salz

So geht's: Kichererbsenmehl mit dem Wasser verrühren und würzen. Geben Sie dann etwas Öl in die
erhitzte Pfanne und braten Sie Ihre Omeletts in der
gewünschten Größe. Braten Sie beide Seiten für
jeweils 3-4 Minuten, am besten unter einem Deckel.
Je nach Wunsch noch einmal mit dem Namak Salz
nachwürzen, wenn Ihnen der typische Eigeschmack
noch nicht präsent genug erscheint.

Anschließend können Sie Ihr Omelett nach Ihren
Wünschen belegen. Geeignet sind dafür zum Bei-
spiel Tomaten, Champions, Rucola und Paprika, um
Ihr Omelett einen deftigen Charakter zu verleihen.

HIRSE-SCHOKO-FRÜHSTÜCK

Sie brauchen: 100 g Hirse (kleinkörnig)

300 ml Mandelmilch

1 EL Honig

2 EL ungesüßter Kakao

1 TL Zimt

So geht's: Waschen Sie die Hirse in einem Sieb und geben Sie diese dann gemeinsam mit der Pflanzenmilch in einen Topf. Rühren Sie die restlichen Zutaten vorsichtig unter und lassen Sie alles in Ruhe aufkochen. Anschließend noch einmal 10 Minuten auf niedrigster Stufe stehen lassen und ab und zu umrühren. Danach können Sie den Brei mit dem Topping Ihrer Wahl servieren. Sehr lecker schmecken hier frische Erdbeeren, Blaubeeren, Banane, Birne oder verschiedene Nüsse.

BASISCHE FRÜHSTÜCKSKRACKER

Sie brauchen: Chiasamen mit 150 ml Wasser

                    100 g Hirse

                    100 g Quinoa

                    100 g Buchweizen

                    4 EL Leinsamen

                    2 EL Sesam

                    1 Päckchen Trockenhefe

                    2 EL Traubenkernöl

So geht's: Geben Sie das Wasser zu den Chiasamen und lassen Sie diese ca. 20 Minuten lang quellen. Anschließend können alle Zutaten in einen Mixer gegeben und gut durchgemischt werden. Würzen Sie Ihren Brotteig nach Belieben. Danach sollte der Teig für mindestens eine Stunde ruhen können. Decken Sie diesen mit einem trockenen Baumwollhandtuch ab und lassen Sie ihn an einem warmen Platz stehen. Zum Schluss streichen Sie den Teig dünn auf ein mit Backpapier ausgelegtes Backblech und backen ihn bei 220 Grad, bis Ihre Kräcker goldbraun werden. Nach dem Backen können die Kracker in Stücke geschnitten und verzehrt werden. Für Naschkatzen eignen sich auch verschiedene

Trockenfrüchte, die in den Teig mit hineingegeben werden können. Ihrer Kreativität sind keine Grenzen gesetzt!

MANDELFRISCHKÄSE

Sie brauchen: 200 g weißes Mandelmus

3 EL Brottrunk

100 ml Wasser

frische Kräuter (Petersilie, Schnitt-

lauch...)

Schabzigerklee

So geht's: Geben Sie das Mandelmus, den Brottrunk und das Wasser in einen Mixer oder verrühren Sie alles mit einem Stabmixer. Die Creme sollten Sie danach über Nacht ziehen lassen. Zum Schluss können Sie Ihre gewünschten Kräuter und Gewürze hinzugeben, noch einmal gut umrühren und kühl genießen.

Tipp: Passt perfekt zu basischen Krackern und entfaltet mit einem Schuss Leinöl einen wunderbaren Geschmack!

FÜR HEIßE TAGE: NICECREAM MIT ERDBEEREN

Sie brauchen: 3 Bananen

200 g Erdbeeren

So geht's: Verwenden Sie für die Eiscreme einen Hochleistungsmixer und geben Sie zuerst die gefrorenen Beeren hinein. Mixen Sie diese, bevor Sie die Bananen hinzugeben. Lassen Sie die Zutaten gut mixen, bis diese einheitlich miteinander verrührt sind. Anschließend die Creme in Gläser füllen und mit Minze servieren.

Dieses Rezept lässt sich vielfältig abwandeln! Je nach Lust und Laune können Sie andere Früchte oder auch Nüsse hinzugeben und eine leckere zuckerfreie Eisvariante genießen.

Quellenverzeichnis

Achtung, Pflanzenfresser!: „Gesundheitliche Vorteile pflanzlicher Ernährung", 08.02.2014, https://achtungpflanzenfresser.wordpress.com/2014/02/08/gesundheitliche-vorteile-pflanzlicher-ernährung-2/#more-3777

Bayer, Johanna, Das Erste: „Essen macht glücklich-aber anders als man denkt", 31.10.2014, https://www.daserste.de/information/wissen-kultur/w-wie-wissen/sendung/2010/essen-macht-gluecklich-aber-anders-als-man-denkt-100.html

Bruker, M.O., „Gesund durch richtiges Essen, Wilhelm Goldmann, 1999, S.37-38

Bruker, „Zucker Zucker" Emu 2003, S. 157-160, 170-171

Campbell, T. Colin, Tier im Fokus: „Wie gesund ist Milch wirklich", https://www.tier-im-fokus.ch/milch/wie_gesund_ist_milch_wirklich

Dahle, R., Peacefood, http://peacefood.at/

Felchner, C., Netdoktor: „Basenfasten", 19.01.2016, https://www.netdoktor.de/ernaehrung/entschlackungskur/basenfasten/

Feldmann, Lea, „Essen macht glücklich - Warum verzichten wir darauf?", W-Seminar, 19.07.2017

Frankfurter Rundschau: „Happy Food-Lebensmittel, die glücklich machen", 10.09.2014, https://www.fr.de/ratgeber/gesundheit/lebensmittel-gluecklich-machen-11245031.html

Heinrich, Ernst Walter, Tier im Fokus: „Wie gesund ist Milch wirklich", 2017 https://www.tier-im-fokus.ch/interview/gielen_verena

M. Exl, Sandra: „Basenfasten gegen Übersäuerung", 18.02.2020, https://heilfasten-portal.com/fachartikel-fasten/saeure-basen-haushalt.html

Smarticular: „Trockenbürsten – 5 Minuten für dein Immunsystem", 2019, https://www.smarticular.net/trick-gegen-cellulite-trockenbuersten-nach-kneipp/

Trias: „Die Vorbereitungswoche", https://www.thieme.de/de/ernaehrung/basenfasten-vorbereitungswoche-57480.htm

Vegmed 2016: Dr. Neal Barnard: „Vegane Ernährung kann Diabetes Typ-2 heilen!", https://istdasvegan.eu/2016/06/vegmed-2016-dr-neal-barnard-vegane-ernaehrung-heilt-diabetes-typ-2/

Wacker, Sabine, „Was ist Basenfasten", https://www.basenfasten.de/basenfasten/was-ist-basenfasten.php

Zentrum der Gesundheit: „Basenfasten: Die Anleitung", 22.01.2020, https://www.zentrum-der-gesundheit.de/basenfasten-ia.html

Zentrum der Gesundheit: „Zucker ist Gift für den Kör-

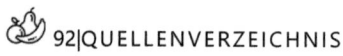

per", 19.05.2017, https://www.zentrum-der-gesundheit.de/zucker-gift-ia.html

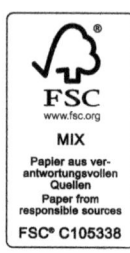

Herstellung und Verlag:

BoD – Books on Demand, Norderstedt

ISBN: 9783751924603

© Marianne Bauersfeld 2020

1. Auflage

Kontakt: Psiana eCom UG/ Berumer Str. 44/ 26844 Jemgum

Covergestaltung: Fenna Larsson

Coverfoto: depositphotos.com